Indice

Prólogo

En este práctico manual sobre el acné,

encontrarás información detallada sobre

esta afección dermatológica tan odiada por jóvenes, ya sea porque se están adentrando al mundo de la pubertad y también se presenta en personas adultas ya de forma crónica, además, de que ofrece recomendaciones y consejos sobre cómo tratarlo.

Es de suma importancia conocer la raíz del problema para así poder combatirlo a fondo, por eso te invito a leer este libro basado en la misma experiencia del autor, donde te enseña todo lo que debes de saber acerca del acné, el cual es un mal muy común, causante de baja autoestima e inseguridad.

Espero que les sea de provecho,

Dra. Rosmely Leonardo Cuas

Tratado de acné: fuera de época. (Tardío)

Introducción

En mi punto de vista esto no es un libro, es más bien un manual sencillo y práctico que escribí con la intención de poder ayudar a personas a superar esa desagradable situación que se presenta cuando le salen esos molestos brotes de granos en la cara.

Existen personas que de manera genética están programados para no desarrollar acné nunca en su vida.

Este manual es para los que sí tenemos esa deficiencia genética, aunque está pensado para tratar este problema de la manera más natural posible. Entendiendo que la naturaleza del cuerpo es la salud perfecta.

Una de las leyes de la naturaleza que más pueden aplicarse de manera general a casi todas (si no a todas) las áreas de la vida es la ley de Causa y Efecto. Esta simple ley establece que todo Efecto tiene su Causa y toda Causa tiene su Efecto.

Como en casi todo, las enfermedades que afectan al cuerpo físico de las personas son en un principio el resultado de un error en la relación propia del ser con el cuerpo.

Tu eres un ser, no un cuerpo. Tu cuerpo es una cosa. Cuando la relación que mantienes con tu cuerpo es menos que armoniosa cabe siempre la posibilidad de que como Efecto de dicha Causa el resultado sea una enfermedad.

Una vez que descubres donde está la causa de un problema puedes eliminar esa causa y al hacerlo de manera automática el problema desaparece.

El tema que hoy nos compete es el acné, al descubrir su causa eliminaremos ese problema de manera automática. De eso trata este libro. Aunque el libro fue revisado por una doctora antes de su publicación el autor no es médico ni especialista. El autor es un simple

investigador, una mente curiosa, un pensador y
un observador analítico. Los consejos dados en
este libro son el resultado de la investigación
personal y la experimentación propia en dicha
área .

Parte Uno

¿**Que** es la piel?

La piel es el abrigo de células y proteínas que
cubre toda la constitución física que forma tu
cuerpo. Es el órgano más grande del cuerpo.
Esta es como un radiador, nos ayuda a mantener
la perfecta temperatura corporal todo el tiempo,
es la ventana de las sensaciones físicas hasta
nuestro cerebro, placenteras o desagradables,
con ella sentimos.
En la piel viven cientos de miles de bacterias en
cada centímetro cuadrado de nosotros.
A cada hora se desprenden más de 500 mil
partículas de nuestra piel muerta.
La piel se construye sola y cada mes
aproximadamente tenemos una piel nueva.

¿Que es el acné ?

Descripción técnica :

El acné es una patología inflamatoria e infecciosa cutánea (de la piel), que involucra los folículos pilosos y las glándulas sebáceas .
El acné presenta lesiones inflamatorias, quistes y comedones que se extienden por cara, espalda y pecho.
Cuando una persona sufre de acné se presenta en su cara, espalda y pecho el crecimiento de protuberancias, estas suelen ser diferentes en tamaño y forma dependiendo del caso particular que sufra el individuo.
Las glándulas sebáceas de la cara están conectadas al sistema nervioso y si este se estimula de más, dichas glándulas producirán más sebo de lo normal creando así las condiciones apropiadas para el desarrollo del acné .

El acné tardío :

Este afecta a más de un 30% de las mujeres
mayores de 25 años y a un 7% de hombres y se
denomina " acné hormonal".
Algunas de las diferencias entre este y el acné
 vulgar es que la mayoría de las lesiones son de
tipo inflamatorio y profundas.

Efectos psicológicos del acné:

La razón de este apartado es para que el lector
sepa que el autor comprende en carne propia su
sufrimiento.
Yo mismo he padecido esta asquerosa y
desagradable enfermedad por años.
Los pensamientos que vienen a la mente de
algunas de las personas que sufren de acné son
negativos y contraproducentes.
Cuando aparecían esos episodios de brotes de
acné perdía el ánimo de todo, no quería ir a
trabajar, me sentía avergonzado, es como si uno
sintiera que los demás piensan que tener acné
 es algo que está mal en ti. O sea, se sabe que
no es tu culpa pero se presume que deberías
 hacer algo al respécto, lo que muchos no saben
es que quizá ya has hecho todo lo que está en

tus manos hacer y sin embargo el problema no encuentra solución .

Perdía el interés en ir al gimnasio, el contacto con seres humanos con piel normal se hace incómodo.

No iba a fiestas ni a eventos sociales de ningún tipo. Básicamente cuando se sufre de acné es como si la vida se detuviera.

En lo único que se piensa es en esperar a que el tiempo pase a ver si con el tiempo desaparece.

Por suerte no es algo normal (o por lo menos no debería serlo).

¿**Pero** , qué lo produce?

¡Tu cara es un espejo de lo que está pasando en tu interior!

Tu cuerpo es una máquina perfecta. Que tiene una programación similar a la de un computador.

Esta programación se encuentra en los reservorios a los que los científicos llaman "Genes" es en los genes donde se encuentra la política de acción de todos los mecanismos naturales del cuerpo.

El cuerpo de manera natural está programado para una serie de funciones biológicas impresionantes; la que nos interesa a nosotros aquí es la de ELIMINACIÓN.

¿**Eliminación** de qué?

La eliminación de las toxinas que entran en tu cuerpo en forma de alimento. Estas toxinas son las que están produciendo tu acné . Esta es la causa secreta de esas protuberancias en tu cara, espalda y pecho.
¡Tu cuerpo cuenta con un sistema de eliminación de toxinas, quizá el más perfecto que existe, pero cuando este sistema está corrompido de algún modo a tu cuerpo no le queda de otra que deshacerse de los contaminantes a través de, si eso mismo; LA PIEL!! Es por eso que existe el acné , no es nada más ni nada menos que tu cuerpo intentando liberar toxinas que tu hígado, intestino delgado y otros órganos no han podido eliminar por la sobrecarga de alimentos agresores.

Parte Dos

Comprendamos algunos temas primero:

¿Qué es el sistema linfático?

El sistema linfático es básicamente un canal que transporta el líquido llamado linfa.
La linfa contribuye a la limpieza de los tejidos y a la eliminación de desechos, toxinas y microorganismos patógenos.
Este sistema está formado por canales linfáticos que son una red de vasos muy parecidos a los vasos sanguíneos que cubren todos los tejidos del cuerpo.
Todos los fluidos, sales y proteínas filtradas por este sistema terminan en el torrente sanguíneo.
De esta manera este sistema lleva las toxinas hasta la piel, provocando así las irritaciones e infecciones características del acné .

Metabolismo

El metabolismo es el conjunto de procesos físicos y bioquímicos que se dan en cada célula de nuestro cuerpo.
Básicamente es todo el proceso que se lleva a cabo en el cuerpo para transformar los alimentos en energía para el funcionamiento natural del cuerpo. Este transforma los alimentos a su forma molecular, los convierte en glucosa y esa glucosa alimenta a las células que convierten esta en energía .
Es dinámico, continuo y autónomo.
El metabolismo está involucrado en todo lo que ocurre en tu cuerpo. Funcionamiento cerebral, enzimas, sistema inmune, digestión , crecimiento, absorción de nutrientes, formación de hormonas y un largo etc.
Su actividad y funcionamiento depende de ciertos factores: siendo estos los principales: alimentación y ejercicio.

Sistema endocrino

Este está formado por el grupo de glándulas endocrinas las cuales tienen la función de producir y liberar las hormonas que viajan a través del torrente sanguíneo.

Las hormonas cumplen una función similar a la de los neurotransmisores; estas transmiten mensajes.

La cantidad de funciones que están íntimamente relacionadas con las hormonas es impresionante; entre ellas el hambre, la sed, la conducta sexual, la lucha, la agresividad etc.

Sin embargo, la relación entre los sistemas nervioso y endocrino es estrecha.

La hormona que más nos concierne es la que se denomina como " Andrógenos " puesto que esta es la causa principal del acné hormonal. Con el aumento de esta hormona se estimulan las glándulas sebáceas de la piel provocando que estas produzcan más sebo del normal y así obstruyendo el folículo se crean las condiciones adecuadas para que la bacteria del acné infecte la piel.

El estrés es un causante del acné tardío, este aumenta los niveles de cortisol y de hormonas andrógenas con ello el aumento del sebo y grasa cutáneos.

Téngase que cuenta que el acné y el estrés pueden crear un círculo vicioso donde ambos se alimentan entre si: te estresas y te sale acné = te sale acné y te estresas.

Sistema nervioso (pasivo y excitado)

El sistema nervioso está dividido en dos partes:
simpático y parasimpático (excitado y pasivo).
Este procesa todos los estímulos que recibe el
cuerpo para crear una reacción.
El sistema nervioso en conjunto con el sistema
endocrino regula y coordina todas las
funciones del organismo.
Existen 2 tipos de sistemas nerviosos, estos son
el pasivo y el excitado :
En ciertas personas es dominante un sistema
nervioso pasivo mientras que en otras es
dominante un sistema nervioso excitado .
El acné es característico de personas con
sistema nervioso excitado dominante.
Esto es porque este tipo de sistema nervioso se
descontrola con facilidad con la alimentación,
se consumen grasas es posible que se
desequilibre los sistemas inmunes y hormonales
y al bajar la defensa natural del cuerpo y
descontrolar su producción natural de
hormonas se producen infecciones por acné .
Algunos de los alimentos que estimulan de más
los sistemas nerviosos excitados son:
La sal, El chocolate, Grasas saturadas, Azúcar.

Parte Tres

Usted es la causa

La razón por la que afirmo que uno mismo es la causa de su propio acné es porque este está causado sencillamente por la alimentación y es usted que se alimenta a sí mismo.
Contrario a lo que dicen los dermatólogos y estudios científicos de que el acné no es causado por lo que se come puesto a que esta lógica sería de este modo: usted come grasa entonces la grasa le sale por la cara formando los brotes de acné .
Obviamente esta no es la manera en la que la alimentación le está causando el acné sino que al alimentarse de manera incorrecta usted descontrola su metabolismo y su sistema nervioso que a su vez descontrola sus sistemas endocrino (por eso se hizo mención de esos sistemas del cuerpo anteriormente) y este provoca el acné hormonal y estimula a los andrógenos a producir más hormonas masculinas de lo necesario y está a su vez provoca la excesiva producción de sebo en la cara y la baja de el sistema inmune provocando que las bacterias prosperen en su piel y

produzcan esas desagradables infecciones de la piel.

Un punto de vista diferente, un cambio de paradigma.

De ahora en adelante tendremos un punto de vista diferente en relación con el acné y a todas las enfermedades.

En adelante veremos el acné como el resultado de una conducta inapropiada, es decir, veremos al acné como el producto de una alimentación insana, falta de descanso, ansiedad y estrés más que como una enfermedad en sí. Por esta razón trataremos la causa siempre mas no el síntoma. Al ver el acné ya sea en nuestra piel o en la de alguien mas sabremos que este puede eliminarse de raíz al destapar el sistema de desintoxicación natural del cuerpo. Una vez este sistema esté depurado la piel volverá a la NORMALIDAD.

La dermatología

Los dermatólogos dicen (a mi me lo han dicho personalmente) y hasta recuerdo haberlo escuchado en un documental: que según estudios científicos el acné nunca es producto de la alimentación , sin embargo, millones de personas afirmamos que nuestro acné empeora después de ingerir ciertos alimentos en particular.

Recuerdo que durante un tiempo viví en Long Island, NY, en frente de mi casa quedaba una pizzería muy popular de ese vecindario, un amigo que vio mi problema de acné (y que tenía una piel muy limpia) me comentó que cada vez que comía pizza de ese lugar le salía por lo menos un grano en la cara.

En lo personal yo soy amante del chocolate pero debo abstenerme de consumirlo con frecuencia porque es casi automático que después de comerlo me salgan granos. Esto es por lo que mencionamos anteriormente acerca de que tu cuerpo es único y reacciona de manera única a ciertos alimentos. En mi caso aparentemente el chocolate es un estimulante del sistema nervioso y las glándulas suprarrenales que provocan una subida repentina en producción de andrógenos y a su vez sebo en la piel de la cara, como resultado entonces el sistema inmune baja y el acné como bacteria prospera.

Medicamentos

Para el tratamiento del acné existen muchos medicamentos, sin embargo nadie te garantiza nunca que ninguno sea la cura definitiva, lo que los dermatólogos te dicen es que el acné simplemente puede desaparecer un día y no volver más.

Hay algunos de esos medicamentos que son eficaces como por ejemplo: la isotretinoina. Este medicamento es eficaz pero solo la primera vez que se toma. Yo lo tome y limpio mi cara por un año entero con solo dos meses de tomarlo.

Lo que este medicamento hace es que reseca tu piel a un punto en que es imposible para las bacterias prosperar en tu piel. También te reseca de más los ojos y los labios hasta que estos últimos se parten de resequedad .

Es también dañino para el hígado, debe tomarse con mucha agua y mientras se está tomando se debe ingerir más agua de lo normal para evitar que dañe tu hígado .

También puede producir presión cerebral y tumores cerebrales. (Según Doctores).

Como podrás ver, la medicina moderna es deficiente en cuanto a curar el acné y lo único que ha logrado es producir tratamientos que pueden enfermarte de algo peor. Además parece ser que su objetivo es solo venderte un tratamiento eternamente.

También hay muchísimos jabones y cremas que a la larga muchos de ellos terminan dañando tu piel.

Yo te recomiendo encontrar un jabón que no maltrate mucho tu piel para que laves tu cara por la mañana, por la tarde y por la noche, eso es suficiente.

Nosotros los que de manera genética somos propensos a tener acné debemos ayudar la piel un poco con algún sencillo jabón y alguna mascarilla natural de vez en cuando.

Recomiendo hacer mascarillas de tomate, este mata las bacterias y deja muy suave la piel y es natural.

Parte Cuatro

La solución

La solución al problema del acné se hace casi evidente al llegar a este punto. El lector habrá deducido que la causa de una piel enferma no es nada más ni nada menos que una incorrecta alimentación, por lo tanto la solución definitiva es una dieta sana, limpia.

Sin darles muchas vueltas al asunto recomiendo al lector empezar a diseñar un plan alimenticio adecuado en el cual de manera natural su cuerpo se vaya limpiando de manera automática.

En un plazo de 28 a 60 días más o menos se podrán ver los cambios positivos en tu piel, además recomiendo ayudar tu organismo con suplementos dietéticos naturales como lo son las pastillas de limpieza intestinal y encimas vivas para la reconstrucción de la flora intestinal y además realizar una limpieza al hígado con pastillas naturales tales como:
Liver Cleanse: Detoxifier and Regenerator.
Digestive Enzyme (Enzimas
Vivas)
Colon Cleanse .
Pregúntele a un naturista cómo y con qué frecuencia tomar estos suplementos.
El propósito es una limpieza interna, esto es algo simple. Solo dígale que quiere limpiar su colon, intestinos e hígado .

Dieta y alimentación

Crear hábitos alimenticios sanos no solo ayuda a tu salud y te da garantías de una vida más longeva y sana sino que también es característico de la gente organizada y que se respeta a sí misma.
La alimentación es una cosa muy personal, todo mundo come diferente, no obstante se pueden aplicar ciertos principios alimenticios muy

básicos para ayudar a eliminar de manera natural el acné .
Come fruta por la mañana por lo menos 5 veces a la semana si no todos los días .
La fruta ayuda a tu sistema digestivo y a tus intestinos a realizar de manera más eficaz el proceso natural de desintoxicación del cuerpo. Toma agua; enamórate del agua, el agua es medicinal, recuerda que tu cuerpo está compuesto en un 70% de agua, toma un vaso de agua en ayunas has esto una rutina diaria, después de poco tiempo tu cuerpo se acostumbrara al punto en que lo primero que sentirás en la mañana al despertar será sed. Yo lo hago a diario. Además esto pone en funcionamiento todos los órganos de tu cuerpo. No comas carnes rojas más de 2 veces a la semana, esto cuesta más trabajo a nuestro cuerpo para digerir, intenta comer más carne blanca y pescado o cualquier otra cosa que te guste comer.

Haz ejercicio

El ejercicio:

Alguna vez has visto a un atleta con problemas
de piel? ¿O con algún problema de salud en
general? ¿Verdad que es muy poco común ?
La razón es los muchos beneficios que otorga
al cuerpo humano el practicar ejercicios
periódicamente. Ejercitarse de entre 30 a 40
minutos al día al menos 4 días a la semana.
Además de equilibrar tu producción hormonal
y esto es ya muy positivo para tu salud hay un
gran número de otras cosas que el ejercicio
aporta a nuestra salud en general.
Aumenta tu producción de endorfinas que es la
hormona de la felicidad. Te sentirás mejor,
aumentará tus niveles de energía, dormirás
 mejor. Etc.
El ejercicio acelera el metabolismo, reduce el
estrés , equilibra tu sistema nervioso y sistema
endocrino, mejora tu calidad de vida, aumenta
tu atractivo, te distrae y aumenta tu autoestima
y desintoxica tu cuerpo.

Recomendación de productos naturales:

Este apartado es para la recomendación de los productos que yo personalmente he usado y se que te ayudarán a ti también a desintoxicar tu cuerpo.

Recordemos que de esto es que trata este manual en su principio más básico: la desintoxicación del cuerpo, puesto que esta es la razón principal del acné.

Algo a tomar en cuenta es que con dicha desintoxicación también verás otras ventajas que solo tu podrás percibir dado que la limpieza interna es siempre positiva para nuestra salud en general.

Jabon para la cara:

Ya mencionamos que nosotros las personas que tenemos esta deficiencia genética y por eso somos propensos a sufrir de acné debemos lavar nuestra cara siempre con un jabón diferente al que utilizamos para bañarnos, que no quepa duda de esto, nuestra cara y lugares afectados por el acné son más delicados que otras partes del cuerpo.

Por lo tanto un jabón con un pequeño porcentaje de ácido salicílico será efectivo al combinarse con los demás productos que recomendare.

El jabon que yo personalmente uso es:

Asepxia

Este contiene un 2% de ácido sálico el cual se usa para tratar varias afecciones de la piel.

Usar el jabón en la mañana y antes de dormir. (Si tienes posibilidad de lavarte la cara con el mismo en la tarde también mucho mejor, de este modo serían tres veces al día).

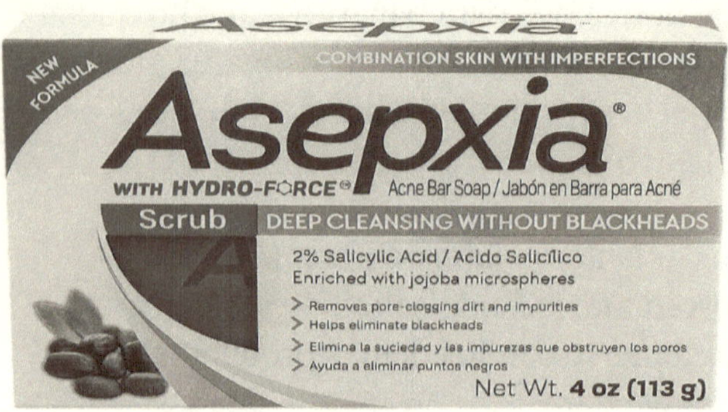

Colon Cleanse

El colon cleanse es un producto natural elaborado a base de hierbas, estas son cápsulas las cuales deberás ingerir oralmente (tomarlas con abundante agua).

La manera de tomarlas es la siguiente:

Tomas 2 pastillas antes de dormir y eso es todo.

Al día siguiente tendrás ganas de ir al baño con un poco más de impulso de lo normal, esto es natural puesto que las cápsulas hacen su efecto en la noche mientras duermes.

Posiblemente irás al baño de dos a tres veces en la mañana.

Trata de hacerlo en los días que estés en casa, como días libres.

Lo recomendable es hacerlo por tres días seguidos si es posible.

Lo hago por lo menos una vez al mes aunque sea una sola vez ya que cuido mejor de lo que como y limpio mi cuerpo con más frecuencia. Aquí la imagen del colon cleanse.

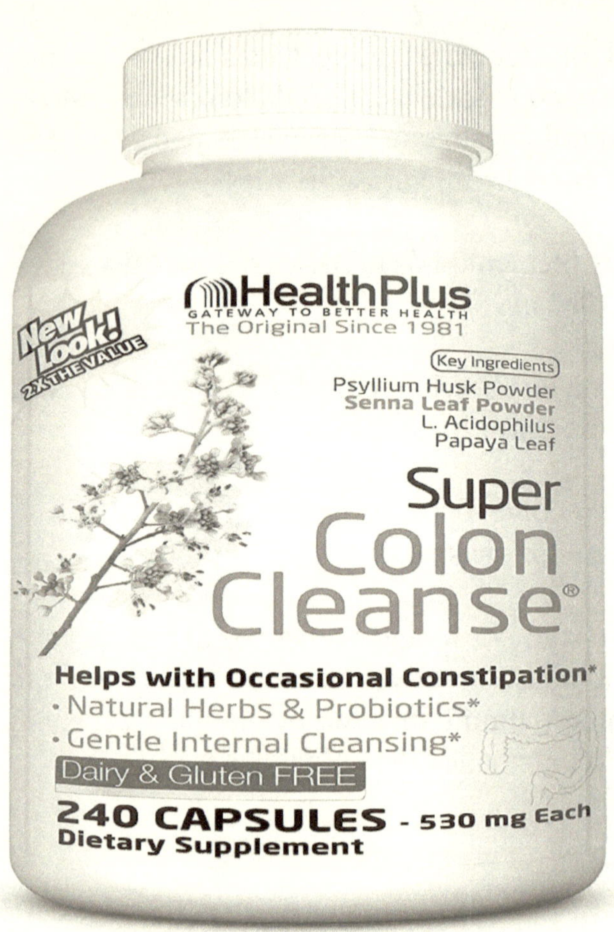

Liver Cleanse

El hígado es un órgano vital. Su función es magnífica, es un filtro que limpia toxinas que entran con la comida, el aire y hasta por absorción de la piel.

Su trabajo es eliminar toxinas, pero de vez en cuando puede obstruirse un poco, por eso debemos limpiarlo.

Solo con limpiar nuestro hígado nuestra salud mejorará generalmente y nuestra piel estará más sana.

Estas también son cápsulas que se toman de la siguiente manera:

Dos cápsulas de 20 a 30 min antes del almuerzo con abundante agua.

Deberías hacer esto hasta que acabes las 60 cápsulas en el frasco. Esto sería 30 días. Un mes entero.

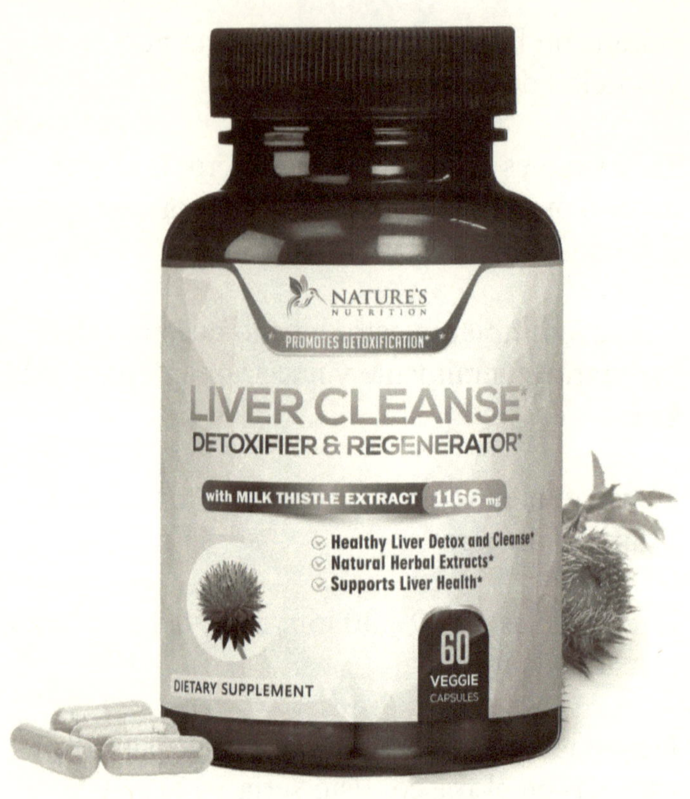

Curcuma

La curcuma es una planta medicinal que tiene
una raiz alargada de color amarillento.

Es usada como condimento en muchos lugares del mundo.

Tiene propiedades medicinales muy interesantes, entre ellas:

Su acción antiinflamatoria, antioxidante, antibacteriana y digestiva. Por lo tanto provee varios beneficios para tu salud, como son:

Regula la flora intestinal (muy importante)

Desintoxica el hígado (vital para nosotros)

Estimula el sistema inmune (y este a su vez combate las bacterias del acné)

Mejora la circulación sanguínea.

Ayuda en la pérdida de peso.

Mejora la digestión.

Todo esto entre otras cosas interesantes. Investiga acerca de sus beneficios y veras.

La manera de tomar las cápsulas es la siguiente:

Se toman tres cápsulas diarias una en la mañana, una en la tarde y una en la noche.

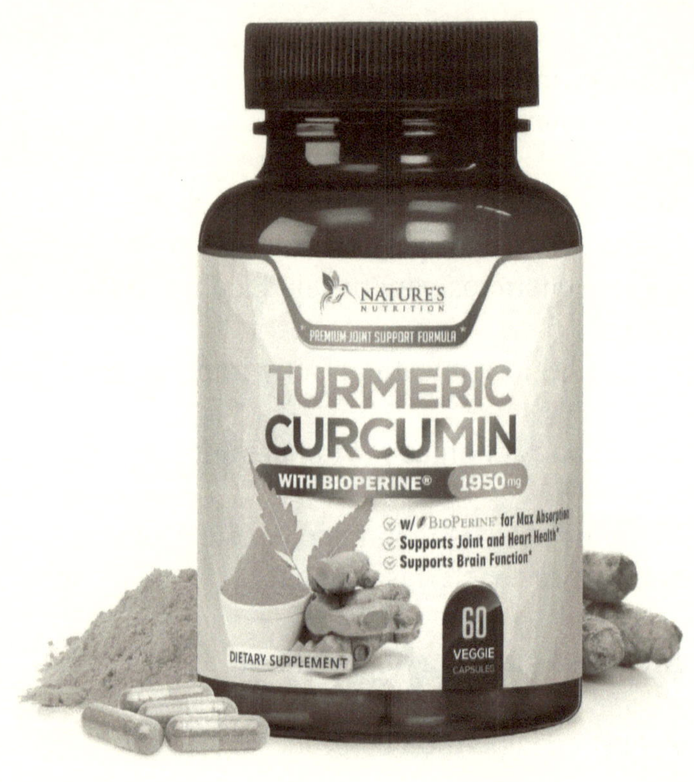

Enzimas digestivos

Las enzimas digestivas serán de gran ayuda en mejorar tus procesos de metabolismo y digestivo.

También te ayudará a desintoxicar tus intestinos.

La manera de tomar las cápsulas es la siguiente:

Puedes tomar de 1 a 3 cápsulas diarias después de la comida.

Aquí la imagen de la enzima digestiva.

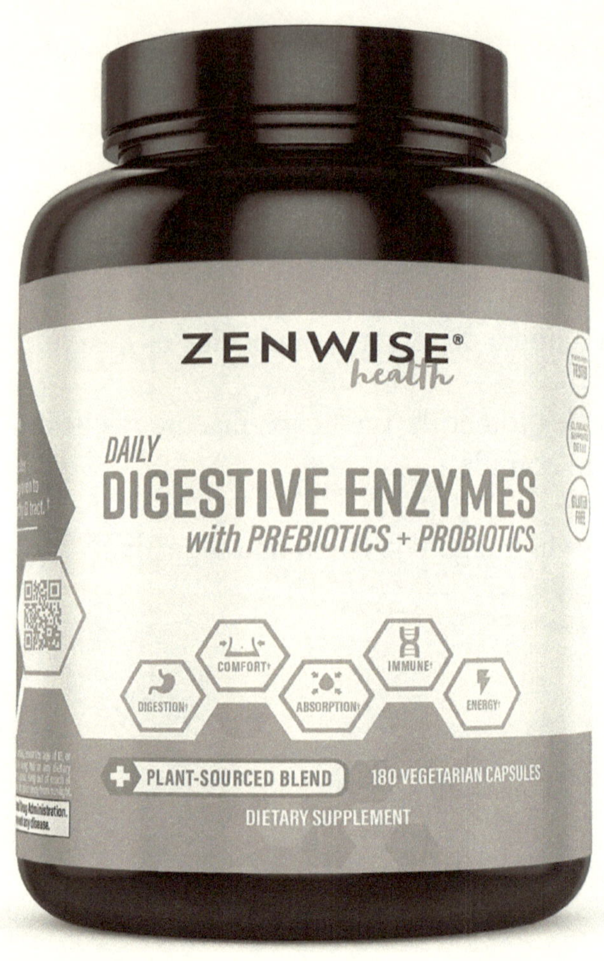

Una piel nueva

Como podrás haberte dado cuenta, desde mi
punto de vista, el estado de salud de nuestra piel

es simplemente el resultado de un estilo de vida particular, un estilo de vida que nos lleva a tener una piel mas sana.

Una piel nueva será el resultado de aplicar los simples consejos dados en este manual.

Recuerda que tu piel se regenera a sí misma a diario pero tarda entre 28 y 60 días para que tu cuerpo reproduzca el 100% de las células de tu piel esto significa que cada 28 días más o menos tenemos una piel nueva.

Cada cambio en tu estilo de alimentación y de vida se verá reflejado en tu piel por lo menos 28 días después de haber empezado con el cambio.

Por una piel nueva. ¡Te deseo mucha salud!

Agradecimientos:

Quiero dar las gracias sinceras a usted lector por haberse tomado el tiempo en leer este pequeño y humilde trabajo. Espero que la información en este librito le sea de utilidad y le haya aportado valor a su vida.

Gracias especiales a la Doctora Rosmely Leonardo por haber revisado mi trabajo y haberle dado el visto bueno.

Gracias a mi amiga Dawn Spaw por haber revisado la versión en inglés.

Gracias a mis familiares y amigos por haberse tomado el tiempo en revisarlo también, a Catherine, Andy, Minelli y mi madre!

Muchas Gracias!